AF143523

1

Le café vert

—

un moyen durable pour perdre du poids ?

Comment vous pouvez perdre rapidement et facilement du poids avec le café vert

Peter Carl Simons

© 2019, Peter Carl Simons

Edition : BoD - Books on Demand

12/14 rond-point des Champs Elysées

75008 Paris

Imprimé par BoD – Books on Demand, Norderstedt

ISBN : 978-2-3221-2024-6

Dépôt légal : 07/2019

Introduction

En achetant ce livre, vous accepter entièrement cette clause de non-responsabilité.

Aucun conseil

Le livre contient des informations. Les informations ne sont pas des conseils et ne devraient pas être traités comme tels.

Si vous pensez que vous souffrez de n'importe quel problème médicaux vous devriez demander un avis médical. Vous ne devriez jamais tarder à demander un avis médical, ne pas tenir compte d'avis médicaux, ou arrêter un traitement médical à cause des informations de ce livre.

Pas de représentations ou de garanties

Dans la mesure maximale permise par la loi applicable et sous réserve de l'article ci-dessous, nous avons enlevé toutes représentations, entreprises et garanties en relation avec ce livre.

Sans préjudice de la généralité du paragraphe précédent, nous ne nous engageons pas et nous ne garantissons pas :

• Que l'information du livre est correcte, précise, complète ou non-trompeuse ;

• Que l'utilisation des conseils du livre mènera à un résultat quelconque.

Limitations et exclusions de responsabilité

Les limitations et exclusions de responsabilité exposés dans cette section et autre part dans cette clause de non-responsabilité : sont soumis à l'article 6 ci-dessous ; et de gouverner tous les passifs découlant de cette clause ou en relation avec le livre, notamment des responsabilités

5

découlant du contrat, en responsabilités civiles (y compris la négligence) et en cas de violation d'une obligation légale.

Nous ne serons pas responsables envers vous de toute perte découlant d'un événement ou d'événements hors de notre contrôle raisonnable.

Nous ne serons pas responsable envers vous de toutes pertes d'argent, y compris, sans limitation de perte ou de dommages de profits, de revenus, d'utilisation, de production, d'économies prévues, d'affaires, de contrats, d'opportunités commerciales ou de bonne volonté.

Nous ne serons responsables d'aucune perte ou de corruption de données, de base de données ou de logiciel.

Nous ne serons responsables d'aucune perte spéciale, indirecte ou conséquente ou de dommages.

Exceptions

Rien dans cette clause de non-responsabilité doit : limiter ou exclure notre responsabilité pour la mort ou des blessures résultant de la négligence ; limiter ou exclure notre responsabilité pour fraude ou représentations frauduleuses ; limiter l'un de nos passifs d'une façon qui ne soit pas autorisée par la loi applicable ; ou d'exclure l'un de nos passifs, qui ne peuvent être exclus en vertu du droit applicable.

Dissociabilité

Si une section de cette cause de non-responsabilité est déclarée comme étant illégal ou inacceptable par un tribunal ou autre autorité compétente, les autres sections de cette clause demeureront en vigueur.

Si tout contenu illégal et / ou inapplicable serait licite ou exécutoire si une partie d'entre elles seraient supprimées, cette partie sera réputée à être supprimée et le reste de la section restera en vigueur.

Préface 9

Nous avons besoin d'un régime moderne 12

Le café Vert 14

Effets 15

Préparation 17

Utilisation quotidienne - Que pouvez-vous attendre?
.... 19

Avertissement et contrindications 20

Les facteurs de succès pour votre objectif de poids 23

Enfin 25

Préface

Dès qu'une tendance de régime a perdu son élan, l'industrie vous en jette un autre dessus. Cela se voit en particulier sur les chaînes de télé-achat et les marchés en ligne. Après produits aux artichauts et à l'ananas qui sont disponibles un peu partout, l'extrait de café vert semble commencer à se faire une place. Déjà vous pouvez l'acheter en gélules, en poudre, en pilules, et même dans les doubles sacs filtrants.

Ce que toutes ces offres ont en commun est l'étape de la production inutile entre les grains de café, non torréfiées et verts, et le produit offert. Un produit qui coûterait environ 2-3 euros le kilo (prix du marché mondial) devient ainsi rapidement 60 capsules avec 400mg à extraire chaque jour, à, croyez-le ou non, 15 Euros. Cela fait 600 Euros de bénéfice pour 1 kg d'extrait de café.

Bien qu'il soit exact qu'un kilo de café n'égale pas un kilo d'extrait de café, et le produit doit être emballé ainsi, le sens commun, par inadvertance, conclut que celui qui propose l'extrait doit faire des profits considérables sur elle.

Il y a en fait plusieurs études scientifiques qui fournissent des preuves de l'influence positive du café vert pour le poids corporel et la santé. Si vous jetez un œil de plus près à ces études, cependant, vous trouverez que ces effets positifs ne peuvent pas être attribués à l'extrait comprimé, mais qu'ils peuvent être atteints par la consommation de café vert tout aussi bien, si vous le faites correctement.

Cette connaissance, que mes anciens employeurs ont tenu à garder non divulguée, est ce que je vous offre à vous, chers lecteurs, dans cette publication.

Si vous aussi, vous souhaitez travailler contre l'acquisition de l'argent avec des remèdes miracles, et préférerez une information honnête, je vous serais reconnaissant de quelques commentaires en ligne, et des recommandations à d'autres personnes ayant des problèmes de poids.

Merci pour ça

Sincèrement, Peter Carl Simons

Nous avons besoin d'un régime moderne

Dans notre société très mobile, les aliments malsains sont presque un mal nécessaire pour beaucoup de gens. Beaucoup ont besoin à prendre leur déjeuner dans les cafétérias qui mettent plus en valeur le "pas cher" que le "sain". D'autres n'ont même pas souvent la chance de manger sainement régulièrement ou en raison de travaux sur le terrain ou autres. De plus en plus les aliments avec des additifs et des sucres malsains font leur part dans la société d'engraissement.

Il n'est pas surprenant que de nombreux fabricants qui produisent ces aliments malsains et d'engraissement commencent également à offrir des produits alimentaires ou des aliments caloriques réduite. De cette façon, ils peuvent se faire plus d'argent en corrigeant les résultats de la malnutrition résultant en partie à partir d'ingrédients de leurs propres produits. Un cas classique à double profit. Ce ne sera probablement pas long qu'une boisson bien connue avec beaucoup de sucre à l'intérieur viendra avec un coupon pour un échantillon du produit alimentaire fait par le même fabricant.

Perdre du poids est une entreprise à milliards de dollars, et les prévisions de recettes et de bénéfices pour ce secteur sont dans une hausse perpétuelle.[1]

Et effectivement, il y a une alternative qui est largement corps-amicale, entièrement naturelle - même disponibles en qualité bio - et extrêmement bon marché. Vous pouvez calculer environ 10-20 euros par mois que vous obtiendrez à travers en omettant la quantité correspondante de café torréfié.

---

[1] Si vous voulez investir plus d'argent - ce marché fournit des bénéfices supérieurs à la moyenne, et un marché en croissance perpétuelle.

Le café Vert

Contrairement à ce que vous pouvez penser, le "café vert" ne signifie pas que le café biologique, mais simplement de café qui n'a pas été torréfié. Par conséquent, il n'est pas brun, mais légèrement vert ou beige. Cela signifie que nous parlons des haricots naturels avant qu'ils ne soient torréfiés dans le café en grillant les plantes - ou par certains amateurs à la maison - qui est ensuite offert dans les épiceries.

Le café vert, autre que les grains de café torréfiés, contiennent toujours tous les ingrédients sains qui sont en partie détruits par le processus de torréfaction.

En termes de goût, le café vert est un peu semblable au café habituel. Personnellement, le goût du café vert me rappelle un peu la tisane.

L'extrait de café vert que je l'ai mentionné avant, en passant, n'est rien, mais le café vert infusé a été séché à la vapeur.

Ce qui signifie que, dans le meilleur des cas, il contient les mêmes ingrédients actifs que vous pouvez obtenir en brassant le café vert pour une fraction du prix - au-dessus de ce goût frais et savoureux. Si le processus de vapeur sèche n'a pas été préparé avec suffisamment d'attention cependant, cela signifie qu'il aura moins d'ingrédients actifs pour vous, et sera essentiellement plus pour moins d'effet.

Effets

Pendant la combustion des graisses, l'acide chlorogénique est très important.[2] Il fournit la

---

[2] Wikipedia. déclare à propos de cet ingrédient actif:. "(...) L'acide chlorogénique a montré des effets sur les systèmes biologiques dans diverses études. Il est à noter que ceci a un effet prouvé par des études scientifiques, qui sont, cependant, de ne pas être compris que les effets

base de l'effet du café vert pour brûler les graisses. Après torréfaction, cependant, cette matière active est en grande partie détruite.

En termes simples, on pourrait écrire que l'acide chlorogénique limite considérablement la capacité du corps à absorber et du sucre de magasin. Si le corps ne peut plus stocker assez de sucre, cela réduit automatiquement le stockage des graisses. Le corps est nécessaire pour utiliser ses réserves de graisse afin de continuer à fonctionner. Le résultat d'une

_____

médicaux. Pour faire ce genre de déclaration, une recherche plus approfondie devrait être menée.

L'acide chlorogénique est un antioxydant connu qui protège contre les dommages de l'ADN avec ses isomères - un effet qui était évident, même contre les dommages dus à la radiation nucléaire. Il ralentit l'absorption de sucre dans le sang après un repas. Ceci est la preuve d'un effet antidiabétique d'acide chlorogénique dans les tests sur les animaux. En outre, l'effet de réduction de la pression artérielle a été observé chez les humains. L'acide chlorogénique réduit l'agrégation plaquettaire (coagulation du sang). L'expérimentation animale avec des souris suisse (souris de laboratoire) a montré des effets positifs contre différents modèles d'ulcère de l'estomac. Il a pu être démontré que l'acide chlorogénique peut réduire l'inflammation du foie. Un modèle cellulaire a montré que l'acide chlorogénique est capable d'invoquer l'apoptose (mort cellulaire programmée) des cellules cancéreuses. ")

ingestion continue de café vert signifie donc la perte continue du pourcentage de graisse corporelle, et donc une perte de poids.

Cet effet fonctionne même sans être substitué par le sport ou de modifier votre alimentation. Inutile de dire, cependant, que le changement de régime alimentaire ainsi que l'activité physique sont également importants dans le contexte de perte de poids saine.

Préparation

Le premier défi lors de la préparation du café vert est le broyage. Autre que les grains de café torréfiés relativement fragile, le café vert est assez difficile et contient beaucoup d'humidité résiduelle, ce explique pourquoi il est difficile à moudre.

Un seul essai avec un moulin à café manuel ou le moulin d'une machine à café commune peut conduire à un échec complet. Je devais le meilleur succès avec des moulins lourds avec des couteaux rotatifs mouche, car ils sont utilisés pour le broyage des noix. Heureusement de plus en plus de fabricants de café verts fournissent également du café vert broyé. Le café moulu de la cupidité est actuellement offert sur internet pour moins de 20 euros le kilo. Comme de plus petits volumes sont également disponibles, il n'y a pas de mauvaises raisons pour que vous n'essayiez pas.

La préparation réelle du café vert n'est, après tout, pas si difficile.

Juste moudre l'amende de café brut ou grossiers, selon votre préférence - il vous suffit de tester ce qui a le meilleur goût pour vous - ou tout simplement acheter des grains de café vert pré-moulu.

- Selon votre goût, mettre la quantité désirée de café moulu dans un filtre à café (comme vous le savez probablement de café filtre "normal"), et verser de l'eau chaude dessus.

- Sinon, vous pouvez simplement mettre le café moulu brut dans une tasse et verser de l'eau chaude dessus. Laissez-le pendant 10 minutes, puis filtrez le bouillon avec un tamis fin.

Il est recommandé de ne pas trop sucrer le café vert si vous visez à perdre du poids. Si vous ne cherchez pas la perte de poids, il peut être sucré comme tout autre café.

Utilisation quotidienne - Que pouvez-vous attendre?

Bien sûr, il est beaucoup plus facile à transporter que quelques capsules ou pilules avec vous au lieu de brassez votre café vert frais partout.

Heureusement, ce n'est pas du tout nécessaire. Vous pouvez simplement brasser votre café le matin ou le soir, et il vous suffit le de prendre avec vous et de le boire au cours de la journée.

Peu importe si vous voulez réduire votre poids avec de l'extrait de café vert ou de café vert auto-brassée: ne vous attendez pas à des miracles. Les études fiables ont été largement menées sur un parcours de 4-6 mois, et la plupart des participants ont non seulement démontré une importante perte de poids, mais aussi une augmentation globale de la santé.

Je connais personnellement des gens qui avaient bu 3-5 tasses de café vert par jour au lieu du café normal, et ont réussi à perdre dix kilos en deux mois. Aujourd'hui, ils évitent largement café « normal » en faveur de leur nouvelle boisson préférée. Aucun d'entre eux n'a changé quelque chose d'autre de leur vie.

Avertissement et contrindications

En général on peut dire que toute personne qui peut boire du café « normal », peut profiter du café vert dans les mêmes quantités. Comme le café vert contient moins de caféine que le café torréfié, ce manque est un problème.

Dans tous les cas, les personnes souffrant de maladies ou d'obésité morbide devraient consulter leur médecin avant tout changement de régime.

Le café vert n'est pas adapté pour les personnes suivantes:

- Les femmes enceintes et allaitantes,

- Les personnes atteintes d'intolérance à la caféine,

- Les personnes souffrant de diabète, d'hypertension artérielle et des problèmes circulatoires,

- Les enfants,

- Les gens qui ne peuvent pas tolérer le café torréfié pour une raison quelconque.

Il n'y a aucune bonne recommandation à donner sur le montant minimal et maximal du café vert que devrait boire quelqu'un chaque jour. En fonction de votre poids corporel et votre santé globale ainsi que la force du café, différents facteurs jouent un rôle. En règle générale, la consommation de café vert comme un substitut à la même quantité de café torréfié ne pose pas du tout de problème.

Une surdose café vert qui mettrait en danger votre santé est durement réalisable. Un surdosage d'acide chlorogénique pourrait être atteint après avoir consommé (en fonction de la source) 5-10 litres de café vert par jour. Ces quantités, cependant, n'ont aucun sens. Les gens qui ont réussi à perdre du poids en consommant café vert consommé environ un litre par jour.

Si après la consommation de café vert, vous devriez noter un ou plusieurs des effets secondaires suivants, vous devriez cesser la consommation et consulter un médecin:

• Tachycardie,

• Nervosité,

• Insomnie,

• Inconfort.

Les facteurs de succès pour votre objectif de poids

Dans le contexte de la réduction de poids, vous avez sûrement fait la distinction entre les gens qui le font pour des raisons esthétiques, ou tout simplement pour atteindre leur « corps bikini » ou leur « six-pack ». Pour eux, la consommation de quelques tasses de café vert par jour est généralement la meilleure méthode pour atteindre leur poids de rêve et de le maintenir.

Les personnes souffrant d'obésité morbide, cependant, devraient consulter leur médecin. Il est particulièrement important de considérer que la plupart des cas d'obésité morbide comprennent certaines des raisons psychologiques. Vérifiez s'il est possible d'obtenir de l'aide d'un entraîneur ou d'un psychologue.

Toute perte de poids est plus rapide et plus facile, si elle est combinée avec un changement de régime, et une augmentation de l'activité.

Qui n'a pas besoin d'être des sports extrêmes. Même une promenade en soirée tous les jours ou des mesures similaires peuvent être un pas dans la bonne direction.

Enfin

Autre que de nombreux auteurs de guide, je ne suis ne peut ni donner les produits de certains fabricants, et il n'est pas non plus dans mon optique de faire de la publicité pour quiconque. Autre que le prix modique pour ce livre, je ne fais pas de profit à partager mon expérience avec vous. Comme il est très important pour moi de partager cette connaissance et cette approche de la perte de poids, je serais reconnaissant si vous pouviez me donner quelques informations en ligne - ainsi que vos propres expériences avec le café vert.

Toutes les informations contenues dans ce livre sont conformes à mes propres expériences et mes propres recherches. Ils n'ont pas à être considérés comme des instructions, ou comme un substitut à une consultation d'experts.